EST CE QUE L'AVORTEMENT EST UN

CRIME OU UN DROIT?

PAR

KIBOKO FRANÇOISE MACHOZI

Traduit de l'Anglais en Francais par

Kiboko Francoise Machozi

Auteur de la version originale:

Kiboko Francoise Machozi

www.savelife.co.za

CONTENTS

INTRODUCTION

Ce livre a été conçu afin de t'aider à comprendre:

Ce qui est réellement dans l'utérus d'une femme enceinte.

Le vrai sens du mot avortement et apprécier de toi même si c'est une chose à encourager ou pas.

J'ai pu consulter les constitutions de différents pays juste pour avoir une idée sur la vraie raison qui les aurait pousser à légaliser l'avortement, je me suis rendu compte que dans les années antérieures tous les gouvernements du monde n'authorisaient pas l'avortement mais suite aux décès provoqés par les cas d'avortements clandestins, les gouvernements du monde ont revu leurs constitutions afin de les adapter à la réalité dans le but de protéger les femmes. En d'autres termes je dirais que tous les gouvernements du monde sont contre l'avortement mais ils ont juste donné la liberté de choix afin de protéger les vies de celles qui commettent l'avortement. Aulieu que la mère et l'enfant meurent ils ont jugé bon d'épargner la vie de la mère quoiqu'elle soit criminelle.

Quand je parle aux individus à propos de l'avortement, juste une minorité reconnait que l'avortement est un crime mais la majorité dit que avant trois mois c'est encore du sang.

Lisons et découvrons si c'est seulement du sang ou pas.

1. LA GROSSESSE

La grossesse est l'état de la femme dès la conception jusqu'à l'accouchement.

La conception: C'est la fertilisation de l'ovule par le spermatozoïde

La gestation est le fait d'être enceinte.

2. L'AVORTEMENT

L'avortement est l'expultion de l'embryon ou du fœtus avant l'âge de viabilité (vingt semaines de gestation).

L'avortement est l'arrêt d'un processus avant sa complétion.

L'avortement est l'expultion de l'embryon ou du fœtus avant la fin de la grossesse afin de mettre fin à sa vie.

3. APPARENCE DE L'EMBRYON OU DU FŒTUS DANS L'UTERUS DE SA MERE

A trois semaines l'œuf fécondé devient un embryon, sa tête, son cerveau et sa colonne vertébrale commencent à se former, ses yeux, la partie interne de ses oreilles, son coeur et tout son système circulatoire commencent à se former, ses reins et son appareil génital commencent aussi à se former.

A quatre semaines de grossesse le coeur de l'embryon commence à battre, son cerveau se développe son système nerveux dans la colonne vertébrale se ferme completement, son cordon ombilical commence à se former. Ses yeux et ses oreilles se développent aussi bien que ses bras et ses jambes malgré qu'il ne mésure que deux à quatre millimètres de longueur.

De huit à neuf semaines l'embyon est maintenant appelé fœtus. Les paupières sont présentes et les cheveux commencent à pousser.

De neuf à dix semaines le fœtus peut faire un saut, son tube digestif se développe, sa petite langue bouge, il peut avaler et peut aussi sucer son doight.

A douze semaines toutes les artères sont présentes y compris les artères corronnaires (les artères qui alimentent le coeur) et le sang circule dans tout le corps du fœtus.

Le coeur bat à la vitesse de cent dix à cent soixante battements par minute.

Toutes les cellules sanguines et du système immunitaire sont présentes.

Le cerveau est présent et le fœtus peut sentir toute la douleur causée par les instruments d'avortement.

Les cordes vocales sont présentes et le fœtus peut pleurer mais personne ne peut l'écouter ni le secourir comme il est sans force.

Les paupières sont bien formées et couvrent tout l'oeil.

A quatorze semaines les muscles se développent déjà et la mère peut sentir les mouvements de son bébé dans l'utérus.

A quinze semaines le fœutus peut apprecier le goût et sentir l'odeur de la nourriture que sa mère a mangée et dont les nutrients lui parvienent à partir du placinta.

A seize semaines les cils et les sourcils du fœtus sont présents. A cet âge le fœtus peut saisir quelque chose avec sa main. Sa taille est d'environ quatorze centimètres et son poids est de plus ou moins cent soixante-dix grammes.

A vingt semaines le fœtus peut entendre et reconnaittre la voix de sa mère. Les empruntes digitales sont visibles; le sex est

11

présent et peut être visualisé à l'échographie.

A vingt-quatre semaines la tête du fœtus est couverte de cheveux et sa peau d'une substance huileuse appelée vernix caséosa. Le fœtus peut respirer et inhaler le liquide amniotique dans ses poumons.

A trente-deux semaines le fœtus dort pendant quatre-vingt-dix à quatre-vingt-quinze pourcent du temps et il est en mesure de rêver.

A quarante semaines le fœtus peut vivre en déhors de l'utérus sans problème.

4. LES METHODES D'AVORTEMENT

Dans ce livre je parlerai de trois différentes méthodes d'avortement:

Les méthodes mécaniques

Les méthodes chimiques

Les méthodes chirurgicales.

Le choix d'une méthode dépend de l'âge de la grossesse.

1. LES METHODES MECANIQUES

1. 1. Le dispositif intra utérin

Cette méthode est considerée comme étant contraceptive alors qu'en réalité elle ne l'est pas elle est plutôt une méthode abortive parce qu'elle n'empéche pas la conception, mais elle empéche plutôt la fixation de l'œuf fécondé dans l'utérus.

1. 2. Avortement par aspiration:

Cette méthode est utilisée au premier trimestre de la grossesse. Entre quatre et quatorze semaines.

Procédure

Cette méthode est douloureuse, pour conséquence elle nécessite l'administration d'un produit anesthésique.

Un tube ayant une bistourie à l'une de ses extrémités est introduit dans l'utérus de la femme en passant par le col. La partie libre du tube est connectée à un aspirateur dont la puissance est vingt neuf fois plus grande que celle d'un aspirateur domestique.

Le bistouri découpe le fœtus vivant et le placinta en tout petit morceaux afin de les aspirer au déhors. Si toutes les parties du fœtus ne sont pas sorties une infection fatale peut s'en suivre.

En cas d'échec une autre méthode sera recommandée.[1]

1. 3. La dilation et le curettage:

Cette méthode ressemble au précédant mais il ya des petites différences:

	AVORTEMENT PAR ASPIRATION	DILATATION ET CURETAGE
DILATATION DU COL	Partielle	Complete
USAGE DE L' ASPIRATEUR	Present	Absent
L'EXTRACTION DE L'EMBRYON	Aspirateur	Curettes

Dans ce cas le col de l'utérus doit etre totalement dilaté pour bien libérer le fœtus.

---

[1] Women's health, manual and vacuum aspiration abortion found at www.webmd.com, Healthwise

15

La dilatation du col est faite en insérant dans celui-ci les bougies dilatatrices de différents calibres en commençant par la plus petite pour finir par la plus grande.

Cette méthode peut laisser la femme avec des déchirures pouvant compromettre sa maternité.[2]

1. 4. Dilation et évacuation

Cette méthode est utilisée jusqu'à dix-huit semaines de gestation.

Le processus est similaire à la dilatation et curettage, mais ici le forceps (instrument de gynéchologie) est introduit dans l'utérus pour saisir, tordre et tirer le fœtus vivant afin de le tuer et le sortir de l'utérus.

Le crâne du fœtus est broyé et la colonne vertébrale est tordue.

---

[2] Dilatation and curettage found at www.wikipedia.org/wiki/dilatation and curretage
Dilatation and curretage found at www.nhs.uk/../conditions/dilatation and curetage/introduction/aspx

Ce procéssus peut être repeté à plusieurs reprises jusqu'à ce que le fœtus soit completement décomposé et sorti de l'utérus.

1. 5. L'accouchement partiel:

Cinq étapes sont à respecter:

1. Le processus est guidé par l'échographie

2. Le médecin tient et sort les jambes du fœtus à l'aide des forceps

3. Il enleve le corps du fœtus avant la tête

4. Il introduit les ciseaux dans le crâne du fœtus vivant afin de l'élargir et broyer le cerveau.

5. Il enleve les ciseaux et introduit un cathéter connecté à un aspirateur afin d'aspirer le cerveau du fœtus et sortir la tête.

2. LES METHODES CHIMIQUES

2. 1. La pillule du lendemain et du surlendemain:

Cette pillule peut agir comme contraceptive si elle est prise avant que le spermatozoïde ne penetre l'ovule autrement elle agira comme une méthode abortive parce que cette fois ci elle n'empéchera pas la fertilisation de l'œuf mais elle empéchera plutôt la fixation de l'œuf fécondé dans l'utérus et provoquera ainsi un avortement avant même que la femme ne s'en rende compte.

2. 2. Injection saline:

Cette méthode est utilisée après seize semaines de gestation.

Procédure: Une forte solution saline est injectée dans le liquide amniotique au travers de la paroi abdominale de la mère.

Le fœtus avale cette solution poisonneuse qui brulera tout son tube digestif et sa peau et le fœtus moura dans moins d'une heure.

L'utérus commencera à se contracter vingt-quatre heures après l'injection et la femme va liberer un fœtus mort.

NB: Je peux dire que ce processus est comparable au fait de tremper son bébé vivant dans l'eau bouillante ou dans l'acide.

2. 3. L'avortement par la prostaglandine:

Cette méthode utilise la prostaglandine pour provoquer des contractions utérines très violentes qui tueront le fœtus, dilateront le col de l'utérus et la femme libérera un fœtus, qui, dans certains cas sera décapité mais il y a des fœtus qui survivent malgré le processus et meurent plutart à cause de la négligence.

3. LES METHODES CHIRURGICALES

Une laparotomie ou une césarienne est faite, le cordon ombilical est coupé pendant que le fœtus est encore dans l'utérus de sa mère afin de provoquer une asphyxie et le fœtus moura par suffocation.

LES AVANTANGES DE L' AVORTEMENT

La femme se sent liberée et son souhait est accompli.

LES DESAVANTAGES DE L'AVORTEMENT

1. DE LA PART DE LA MERE

Il ya deux types de problèmes:

Les problèmes à court terme et les problèmes à long terme.

1. 1. LES PROBLEMES A COURT TERME

PROBLEMES PHYSIQUES

L'hémorragie

C'est normale qu'une femme saigne après un avortement mais parfois cette hémorragie devient excessive. Ceci arrive quand le col de l'utérus est traumatisé et déchiré ou en cas d'une perforation de l'utérus par les instruments d'avortement.

Ceci peut nécessiter une intervention chirurgicale rapide afin de sauver la vie de la femme.

En cas d'hémorragie sévère l'utérus peut être enlevé (hysterectomie) pour arrêter l'hémorragie et un retard dans le processus peut couter la vie de la femme.

Les infections

Une infection peut subvenir suite à l'insertion du materiel non steril ou par les parties du fœtus restant dans l'utérus de manière accidentelle. Si elle n'est pas bien traitée elle peut aboutir à une septicemie (infection généralisée du sang) et la mort maternelle peut être le resultat final.

Les organes endomagés

Les instruments de l'avortement aussi bien que l'infection peuvent endomager la muqueuse utérine et laisser des cicatrices permanentes pouvant compromettre la maternité de la femme.

22

Ces instruments peuvent endomager le col utérin et causer une béance du col, ils peuvent aussi endomager les organes autour de l'utérus entre autre la vessie, le rectum, le peritoine...

La mort

Elle peut subvenir en cas d'hémorragie sévère, en cas de septicémie ou de peritonite (infection de l'enveloppe qui couvre les organes abdominaux) aussi la mort peut être le resultât d'une reaction à l'anesthésie.

1. 2. LES PROBLEMES A LONG TERME

1. 2. 1. PROBLEMES PHYSIQUES

Avortement et accouchement prématuré

Les femmes ayant provoqué les avortements dans le passé ont un risque élevé de subir des avortements spontanés et des accouchements prématurés dans l'avenir.

Ceci est la conséquence de la béance du col causée par les instruments d'avortement.

NB: La prématurité prédispose l'enfant à beaucoup d'anomalies.

Avortement et sterilité

Le traumatisme causé par les instruments de l'avortement aussi bien que les infections peuvent laisser dans l'utérus les cicatrices capables de compromettre la maternité de la femme plus tard.

Le cancer de sein

Certains donnés ont démontré que les femmes ayant fait les avortements à repetition auraient un risque élevé de développer le cancer de sein alors que le fait de porter une grossesse jusqu'à terme protégerait contre le cancer de sein.

1.2.2 LES PROBLEMES EMOTIONNELS ET PSYCHOLOGIQUES

Après l'avortement la femme peut se sentir dégagée mais plus tard elle peut présenter des problèmes émotionnels.

Certains donnés ont démontré une relation étroite entre:

L'avortement et l'addiction à la drogue

L'avortement et l'alcoolisme

L'avortement et la dépression

L'avortement et le post traumatic stress

L'avortement et le suicide

L'avortement et le crime

Les femmes qui ont fait l'avortement peuvent experimenter les problèmes suivants:

La colère, la boulimie, l'anxieté, la culpabilité, la nervosité, le suicide, incapacité de nouer une relation solide avec son parténaire et ses enfants,

1. 2. 3. LES PROBLEMES SPIRITUELS

Quand Adam et Eve ont péchés c'est alors qu'ils se sont rendu compte qu'ils étaient nus, ils ont fui loin de la face de Dieu et la culpabilité a pris place dans leurs coeurs.[3]

Après avoir péché la personne peut prétendre que tout va bien, mais en elle même elle aura des remords à cause de la culpabilité qu'elle sentira dans son coeur. Ceci lui fera perdre la paix que Jésus nous a laissée.[4]

La personne ne saura plus se concentrer en prière et peut facilement tomber dans un autre péché, mais nous avons l'espérance dans le sang de Jésus Christ qui nous lave de tous nos péchés et nous purifie de toute iniquité. La bible dit: Si tu reconnais que tu as péché et que tu te repens de tout ton

---

[3] La Sainte Bible, Gen 3: 6-13
[4] La Sainte Bible John 14: 27

coeur, Il est juste et fidèle pour te pardonner même si ton péché est rouge comme le cramoisy, une fois que tu le confesseras, il deviendra plus blanc que la neige.[5]

---

[5] La Sainte Bible, I Jean 1: 9

2. LES DESAVANTAGES DE L'AVORTEMENT CHEZ LE FŒTUS

Toute personne a droit à la vie, en faisant l' avortement vous privez le fœtus de ce droit de vivre. Qui êtes vous pour décider sur la vie d'une personne? N'est ce pas par la grâce que vous vivez. Qu'avez vous fait à vos parents pour qu'ils choisissent de vous épargner la vie? Savez vous qu'ils avaient aussi le pouvoir de vous tuer? Un jour vous étiez fœtus une personne a pris soins de vous jusqu'à l'âge adulte, faites ainsi pour le fœtus que vous portez dans votre utérus.

Toute personne a le droit d'être protégé, si vous n'arrivez pas à protéger votre propre sang, qui pensez vous que vous pouvez protéger un jour?

En faisant l'avortement vous exposez le fœtus à la torture tant sur le plan physique qu' émotionnel.

Manque d'assistance aux personnes en danger.

Dans la plus part des cas, quand une femme tombe enceinte, toutes les personnes condamnent l'homme et traitent la femme d'innocente. Ceci n'est pas vrai parce que tous les deux se sont mis d'accord et ils doivent partager la responsabilité. L'unique innocent est le fœtus qui n'a personne pour plaider son cas, mais tout le monde dit: "laisses cet innocent mourir" comme si la mort était une récompense à l'innocence. Qui vous dit que si ce fœtus était en mesure de s'exprimer il choisirait la mort qu'à la vie? Ces mêmes personnes si elles se trouvaient dans une situation pareille, elles ne choisiraient pas de mourir mais plutôt elles se battraient pour leurs vies espérant que l'avenir sera meilleur.

En cas de viol je suis d'accord que la femme est innocente, mais, malgré cela elle n'a pas le droit de tuer, et si elle fesait un avortement, elle ne serait plus innocente mais plutôt coupable. Seul Dieu peut décider sur la vie d'une personne parce qu'Il est l'unique qui peut donner la vie.

Si réellement Dieu ne dort ni ne sommeille, c'est à dire qu'Il connait très bien que tu as été violée, malgré cela il permet que tu conçoives, ceci est la preuve qu'Il connait ce qu'Il fait. C'est douloureux mais ne commets pas l'erreur de tuer le pauvre embryon. Il est autant innocent que tu l'es, il n'a pas choisi d'être conçu dans une circonstance pareille.

Confies toi en Dieu et fais lui confiance parce qu'Il saura comment te sécourir. Il est en mesure de changer la douleur en joie.[6] Qui sait si c'est la façon que Dieu trouve pour essuiller les larmes de l'incident du viol?

Il y a des femmes qui ont été violées quelques années avant et qui ont pris la

---

[6] La Sainte Bible, Exode 15: 22-27

décision de ne pas tuer la vie, aujourd'hui elles se rejouissent du fruit de cette décision. Je n'encourage pas les hommes à violer les femmes mais je veux faire comprendre aux femmes que Dieu est capable de changer la douleur en joie et celui qui viol une femme sera puni par Dieu lui même.[7]

Peut être que le diable voit la bénédiction qui est sur toi à partir de l'enfant que tu devra concevoir, pour detruire cela il te manipule de telle sorte que tu t'exposes au plaisir sexuels et conçoives sans planifier et sois ainsi tenté de faire l'avortement.

Beaucoup de personnes disent qu'il est préférable de faire l'avortement que de mettre au monde un enfant que tu ne sauras pas prendre en charge. Tu peux avoir raison mais donnes d'abord la chanche de naitre à cet enfant et Dieu s'en occupera parce que tu ne sais pas pourquoi Il a

---

[7] La Sainte Bible, Ezechiel 18: 30

permis qu'une pareille chose arrive. Ne lui poses pas de question et ne penses pas qu'il a besoin de ton aide ou ton opinion. Il est le Tout Puissant, il n'a pas besoin de ton assistance mais plutôt tu as besoin du sien. Pour prouver ta sagesse évites de tomber enceinte car il y a beaucoup de méthodes contraceptives y compris l'abstinance, choisis la méthode qui te convient et n'attends pas de tomber enceinte pour prouver ta sagesse en faisant l'avortement. Une décision pareille fera de toi un criminel sans Coeur.

Le fait de légaliser l'avortement ne change pas la signification du mot.

Avorter c'est tuer, c'est un crime. Le gouvernement a juste ôté la peine mais le jugement de Dieu en la matière reste là amoins que tu te repentes.

J'ai un grand plaisir à voir comment la poule protéges ses œufs, comment sait elle qu'il y a une vie à l'intérieur? La poule reconnait la valeur de la vie. Par instinct elle reconnait que la vie est précieuse.

Comment se fait il que les humains soient prêt à détruire la vie sans remords? Et se justifient en disant que avant trois mois il n'y a que du sang alors que la bible est très clair là dessus. Dans le livre de Lévitique il est écrit que la vie d'un être vivant est dans son sang[8] et encore dans le livre de proverbes il est écrit que Dieu est contre le fait de verser le sang innocent.[9]

Ceci est douloureux puis je dire que la poule est plus sage que l'être humain? S'il te plait ne reponds pas à cette question mais fais un effort et prouves à toi même que tu es plus sage que la poule.

Il est préférable que la femme abandonne son bébé juste après l'accouchement par ce que là, cet enfant se trouvera une personne qui pourra le prendra en charge et l'objectif

---

[8] La Sainte Bible, Levitique 17:14
[9] La Sainte Bible, Proverbes 6: 17

de sa vie sera atteint par ce que la bible dit qu'il ya de l'espérance pour ceux qui vivent encore.[10]

Une dame était sur son chemin pour aller faire l'avortement, elle est venu me demander conseil. Comme d'habitude je l'ai découragée en lui disant qu'elle n'était pas supposée de tuer son propre sang, elle me dira que son mari la ménaçait de divorcer si elle n'avortait pas le bébé, elle ne travaille pas et elle a déjà trois enfants. A la gloire de Dieu elle a gardé la grossesse et quelques semaines plutard elle viendra me donner la nouvelle qu'elle a trouvé un bon travail avec un bon salaire et elle n'a plus divorcé, elle a maintenant quatre enfants avec son mari et un bon travail avec un bon salaire.

---

[10] La Sainte Bible, Eclesiaste 9: 4

QUAND EST CE QUE LA VIE COMMENCE DANS L'UTERUS D'UNE FEMME?

La vie commence quand le spermatozoïde pénétre l'ovule.

Dieu est le seul qui peut donner la vie et il dit dans le livre de Jérémie: *"avant que tu ne sois conçu dans le sein de ta mère, je te connaissais et je t'avais choisi et consacré comme prophète des nations."*[11]

Par cette déclaration je comprend que la vie commence avant la conception et quand tu t'engages dans les relations sexuelles non protégées, tu appelles cette vie au monde au travers de toi et c'est une grande responsabilité.

Tu ne peux jamais corriger une erreur par une autre erreur, mais tu dois seulement confesser tes péchés et t'abandonner entre les mains de Dieu.

---

[11] La Sainte Bible, Jeremie 1: 5

Si ta santé ou tes finances ne te permettent pas d'avoir les enfants ou si tu n'es pas encore prête, utilises les contracéptifs, n'attends pas de tomber enceinte et faire l'avortement.

Il y a beaucoup de méthodes contraceptives, choisis celle qui te convient pourvu que tu ne fasses pas d'avortement.

Il peut arriver que tu conçoives malgré la contraception. Dans un cas pareil Dieu étant celui qui donne la vie, Il connait pourquoi Il a permis cela et tu n'as pas à le corriger parce qu'Il ne commet jamais d'erreurs. C'est Lui qui t'a créée et Il connait mieux le but de ta présence sur terre. Qui sait si c'est juste pour cet enfant que tu as été créée? Nos plans ne sont pas les plans de Dieu et notre façon de voir les choses est différente de la sienne.[12] De fois nous nous disons que ce n'est pas encore le moment alors que pour Dieu c'est le bon moment et

---

[12] Esai 55: 8-9

nous compliquons ainsi les choses juste à cause de notre attitude de rebellion nous voulons conduire Dieu aulieu de nous laisser conduire par Lui.

La grossesse peut paraitre génante mais c'est peut être la voie par la quelle Dieu veut te benir tout comme ça peut être aussi une épreuve par la quelle Dieu veut tester ta foi. C'est seulement après des années que tu pourras découvrir que c'était une bénédiction en tant qu'individu ou soit en tant que nation.

Notre Seigneur et Sauveur Jésus Christ est né d'une vierge, de même Dieu peut permettre que tu conçoives malgré l'usage des contraceptifs.

Tu vis par la grâce de Dieu, ne sois pas une barrière pour d'autres vies mais sois un canal de bénédiction pour tout le monde.

Je trouve special quand une femme me dit qu'elle a conçu malgré la prise des contraceptifs. Ceci prouve que réellement cet enfant est dans le plan de Dieu, je le trouve special et précieux car il est né non pas selon les dessins des hommes mais plutôt selon le plan de Dieu.

S'il ya une chose qui me rejuie en tant que Congolaise est que mon gouvernement ne s'est pas laissé influencé par le fait que la majorité des pays du monde a légalisé l'avortement mais il continue à combattre ce mal et j'appuie cette loi qui condamne l'avortement. Le souhait et le voeux de mon Coeur est que tous les gouvernements du monde se levent pour combattre le crime en commençant par l'avortement parce qu'une femme qui fait un avortement est pire qu'un bandit étant donné que le bandit ne tue pas les siens mais la femme qui fait l'avortement tues le fruit de ses entrailles, le produit de ce qu'elle appelle amour. Elle s'est rejouie du plaisir mais elle a tué le fruit de ce qu'elle appelle amour alors qu'elle est supposée l'aimer et le protéger. Qui peux tu aimer si tu n'arrivait pas à aimer ton propre enfant?

QUE DIT LA BIBLE A CE PROPOS?

Onan le fils de Juda fils de Jacob se trouva dans une situation où il était obligé d' épouser la veuve de son frère Er, comme il n'avait pas de pouvoir pour s'opposer à la coutume, il se décida d'éjaculer en déhors du vagin à chaque fois qu'il s'unissait à elle pour les rapports sexuels afin de ne pas donner de descendance à son frère.[13] L'Eternel l'a puni à cause de cet acte cruel et maintenant que pensez vous d'une personne qui fait l'avortement une vie qui a déjà commencée?

Le 6th commandement interdit de tuer.[14]

Caïn tua son frère Abel, le sang de celui-ci cria justice auprès de Dieu et Il vangea sa cause et si vous lisez bien la bible, vous verez que la vie de Caïn n'était plus la

---

[13] La Sainte Bible, Gen 38: 7-10
[14] La Sainte Bible, Exode 20: 13

39

même.[15] Qui sait si les désastres que nous vivons aujourd'hui sont une conséquence du sang innocent qui est versé tous les jours autravers des avortements? Nous parlons de la recession et des changements climatiques que le monde est entrain d'expérimenter, les géologues et les banquiers nous donnent une explication scientifique à cela. Je suis d'accord avec eux mais il ne faut pas oublier ce que la Bible qui est le plus ancien et le plus lu livre nous parle à ce propos. A l'époque d'Adam il n'y avait pas d'entreprises pour causer la sécheresse mais il l'a vécu à cause de sa désobéissance.[16]

Dieu est contre le fait de verser le sang innocent mais l'être humain dit qu'avant trois mois de grossesse, c'est encore du sang, que pensez vous de la vie qu'il y a dans le sang? Parce que la bible nous dit

---

[15] La Sainte Bible, Gen 4: 3-15
[16] La Sainte Bible, Gen 3: 17-24

dans le livre de Lévitique que la vie d'un être vivant est dans son sang.

Dieu déclara que David était l'homme selon son Coeur,[17] mais ceci ne l'a pas épargné de payer le pris du sang d'Ury qu'il avait versé. Quand vous lisez la bible vous verez que la vie de David n'était plus en paix.[18]

Son propre fils Amnon viola l'une de ses filles adoptives dans son palais royal,[19]

Un autre parmi ses fils Absalom en signe de vengeance, il tua celui qui avait violé sa soeur,[20] il voulu prendre le pouvoir de son père par force[21] et finit par violer publiquement et pendant la lumière du jour les concubines de son père,[22]

Ce que David avait fait dans le secret, son fils le fit publiquement à la lumière du jour.

---

[17] I Samuel 13: 14, Actes 13: 22
[18] Ii Samuel 12: 9-13
[19] II Samuel 13: 10-13
[20] II Samuel 13: 28-29
[21] II Samuel 15
[22] II Samuel 16: 22

PRIERE

Rends grâce à Dieu pour le souffle de vie et pour ce jour où tu découvres cette vérité qui pourra t'aider si tu le permet.

Reconnais la grandeur de sa bonté dans ta vie.

Penses à tout ce que Dieu a réalisé pour toi.

Rends grâce à Dieu du fait qu'il t'a créé à son image. Quel privilège d'être créé à l'image de Dieu? Brenda Fasi une célébrité musicale Sud Africaine était décédée, une femme était très fier de déclarer à "Daily Sun" (journal populaire Sud Africain) que tout le monde lui disait qu'elle ressemblait à Brenda Fasi; mais toi tu ne ressembles pas à une créature mais plutôt au créateur, ne trouves tu pas que c'est un grand privilège que tu as?

Si tu es d'accord avec moi rends grâce à Dieu et honores Le en menant une vie de sanctification.

Sois conscient de ce privilège que Dieu t'a fait et remercies le.

Si tu n'as jamais commis d'avortement, si tu n'as jamais aidé ni encouragé une personne à faire l'avortement, c'est une très bonne chose et remercies Dieu car cela n'est qu'une grâce, mais n'oublies pas qu'il n'y a pas que avortement comme péché. Demandes à Dieu de te pardonner pour les autres péchés que tu aurais commis.

Demandes à Dieu la grâce de vaincre le monde car il n y a pas de grand ni de petit péché. La bible dit: *"tous ont péchés et sont séparés de la gloire de Dieu mais..."*

Si tu as fait un avortement souviens toi que la bible dit qu'il ny a pas de péché qui soit plus grand que le sang de Jésus Christ. Ceci doit te rejouir.

Demandes à Dieu de te pardonner pour tous les avortements que tu aurais commis.

Souviens toi que la bible dit"*si tu confesses tes péchés Dieu est juste et fidèle pour te les pardonner.*"[23]

Déclares que tu es justifié par le sang de Jésus Christ.

Souviens toi que Jésus a versé son sang pour te laver de tous les péchés.[24]

Crois au fait que touts tes péchés te sont pardonnés et que maintenant tu es une nouvelle créature en Jésus Christ.

Demandes au Saint Esprit de prendre le contrôle de ta vie.

Invites Jésus Christ dans ta vie.

Demandes lui d'être ton seul Seigneur et Sauveur.

Demandes à Dieu de te conduire tous les jours de ta vie.

---

[23] I Jean 1: 9
[24] Math 26: 28

Demandes à Dieu de te fortifier afin que tu ne péches plus parce que c'est seulement par sa grâce que tu peux tenir.

Remercies Le pour tout et crois en la prière que tu viens de faire.

NB: Souviens toi que tu es créé à l'image de Dieu. Ceci implique que tu mènes une vie de sanctification. Seul tu ne le sauras pas mais avec sa grâce tu pourras.

Il peut t'arriver de tomber mais, ne restes pas par terre, relèves toi vite et continues ta marche en tant que Chretien. Le nombre de fois que tu tombes ne compte pas mais ce qui compte c'est ta position actuelle.

Es tu encore sur le pavement ou t'es tu déjà relevé pour continuer ta marche?

CONCLUSION:

La vie est précieuse, personne ne peut la donner mais Dieu seul.

Prends soin de toi aussi bien que de personnes autour de toi quelles que soient leur faiblesses.

Essaies de te mettre à la place de cet embryon, imagines que ta propre mère, la personne qui est supposée t'aimer le plus se décide de te tuer. Ceci va t il te rejouir quelle que soit la raison qu'elle peut te donner?

C'est facile de détruire, c'est facile de tuer, mais Dieu seul peut donner la vie.

Beaucoup de personnes aimeraient avoir les enfants mais à cause d'une raison ou une autre elles ne savent pas en avoir.

Une fois que tu es enceinte, tu dois reconnaitre la grâce de Dieu qui est sur toi et lui dire merci en signe de reconnaissance.

C'est un privilège si Dieu le tout Puissant peut te mandater en tant que femme pour continuer l'œuvre de la création. Il est vrai que pour qu'il y ait naissance l'intervention de l'homme et de la femme est recommandée mais c'est la femme qui portera cette vie jusqu'à terme.

N'oublies jamais qu'en tant que femme tu es le chef d'œuvre de toutes les créatures de l'Eternel Dieu des armées. Il t'a donné de la valeur. Ceci est la raison pour la quelle Il n'a pas utilisé de la poussière pour te créer mais plutôt un produit déjà fini (l'homme)[25] par ce que tu es spéciale et Il te donna un coeur de chair afin que tu sois incapable de faire du mal mais que tu fasses toujours du bien.

C'est ce Coeur d'amour qui a poussé la veuve de Sarepta à donner son dernier repas à Elie l'homme de Dieu.[26]

---

[25] Gen 2: 21-22
[26] I Rois 17: 8-16

C'est ce même Coeur d'amour qui a poussé la femme sunamite à préparer une chambre spéciale pour Elisé l'homme de Dieu.[27]

C'est ce même Coeur d'amour qui n'a pas permis à la veuve du prophet de céder ces deux fils en échange avec les dettes que le feu son mari avait laissées.[28]

C'est ce même Coeur d'amour qui a poussé la servante de Naaman à lui révéler qu'en Israel il yavait Elisé l'homme de Dieu capable de prier en faveur de Naaman.[29]

C'est ce même Coeur d'amour qui a poussé la mère de Moïse à prendre le risque de le cacher dans un panier afin de l'épargner de la mort. [30]

C'est ce même Coeur d'amour qui a motivé la fille de Pharaon à prendre soin de Moise malgré qu'elle savait qu'il était Israelite.

---

[27] II Rois 4: 8-16
[28] II Rois 4: 1-7
[29] II Rois 5: 1-14
[30] Exode 2: 1-10

C'est ce même Coeur d'amour qui a poussé même Rahab la prostituée a pouvoir cacher les espions que Josué avait envoyés pour explorer Canaan.[31]

C'est ce même Coeur d'amour qui a attiré Ruth à sa belle mère Naomie.[32]

C'est ce même Coeur d'amour qui a motivé Esther à jeûner et à prier en faveur des juifs.[33]

C'est ce même Coeur d'amour qui a poussé Marie à dire OUI au message que l'ange Gabriel lui donna.[34]

C'est ce même Coeur d'amour qui a motivé Marie Magdéleine et les autres femmes à soutenir le ministère de Jésus Christ.[35]

---

[31] La Sainte Bible, Josué 2
[32] Ruth 1: 16-18
[33] Esther 4: 15-17
[34] Luc 1: 26-38
[35] Luc 8: 2-3

C'est ce même Coeur d'amour qui a poussé la veuve à offrir à l'église du Dieu vivant son dernier centime.[36]

C'est ce même Coeur d'amour qui a poussé la femme Tyrophenienne à exprimer sa foi en Dieu en faveur de sa fille.[37]

C'est ce même Coeur d'amour qui a poussé une femme à oindre les pieds du Seigneur Jésus Christ avec l'Albatre.[38]

C'est ce même Coeur d'amour qui a poussé Marie l'une des soeurs de Lazarre à s'assoir près du Seigneur Jésus pendant qu'Il préchait l'évangile.[39]

C'est ce même Coeur d'amour qui a poussé Marie de Magdala, Marie la mère de Salomé, Marie la mère de Jésus et d'autres femmes à assister Jésus jusqu'à la croix.[40]

---

[36] Marc 12: 41-44
[37] Marc 7: 24-30
[38] Luc 7: 36-50
[39] Luc 10:38-42
[40] Marc 15: 40-41

C'est ce même Coeur d'amour qui a poussé Marie Magdéleine et l'autre Marie à aller très tôt le matin à la tombe de Jésus Christ juste pour temoigner de sa résurrection.[41]

C'est ce même Coeur d'amour qui a motivé Tabitha à prendre soin des veuves et des pauvres.[42]

C'est ce même Coeur d'amour qui a motivé Hyppocrate, Florence Nightingale et mama Théresa de Galcutta à prendre soin des malades dans des hôpitaux et hospices.

C'est ce même Coeur d'amour qui a attiré Camara Laye au point qu'il lui composa un poème spécial.

En tant que femme tu es le symbole d'amour et tu dois reflecter l'amour de Dieu à ton entourage.

---

[41] Math 28: 1-7
[42] Actes 9: 36-41

Une femme ne doit jamais tuer mais elle doit plutôt protéger la vie et plus spécialement les fruits de ses entrailles.

Si tu n'arrives pas à aimer ton propre enfant qui d'autre peux tu aimer?

Peux tu imaginer comment la mère de Nelson Mandela regreterait si elle l'avait abandonné pendant l'enfance?

Il t'est déjà arrivé de t'imaginer quel serait le sort de toute la nation Sud Africaine si Nelson Mandela avait été avorté? Dieu étant ce qu'Il est, Il susciterait une autre personne, tout comme il punirait toute la nation Sud Africaine à cause d'une seule personne comme ce fût le cas d'Israel au temps d'Acan. [43]

Une fois que tu te touves enceinte, tu dois savoir qu'il ya une vie qui a besoin de ta coopération afin qu'elle soit utile un jour dans la société.

---

[43] La Sainte Bible, Louis Second, Josué: 7

La taille ou la forme de l'embryon ne compte pas, mais, ce qui compte, c'est la vie dans cette petite masse informe.

La bible dit qu'un chien vivant est meilleur qu'un lion mort.[44]

Une femme ne connait jamais le fruit de ses entrailles jusqu'au moment de l'accouchement, et même après l'accouchement la femme continuera à découvrir son propre enfant petit à petit.

Nelson Mandela était un jour une petite masse informe, un embryon, un fœtus, un bébé, un enfant, un adulte, un prisonnier et plutard un liberateur, un fameux président et un héro.

Même ses propres parents sont mort sans connaitre à qui ils ont donné naissance, et qui, ils élevaient dans leur propre maison.

---

[44] Ecl 9:4

NB: C'est encore mieux d'abandonner un enfant juste après la naissance que de faire l'avortement.

Donnes à cet enfant la chance de vivre afin qu'un jour l'objectif de sa vie soit atteint. Fais ta part et Dieu continuera ce que tu ne sais pas faire pour lui, parce que c'est Lui qui connait exactement pour quelle raison Il l'a envoié sur terre.

Ne tues jamais parce que tu ne sais pas pourquoi Dieu a envoié cette vie sur terre, peut être il sauvera ta vie ou celle des tiens.

Joues ton rôle en tant que femme et le monde sera une bonne place pour tous.

Je te remercie de m'avoir lu.

Maintnant que tu m'as lu,

EST CE QUE L'AVORTEMENT EST UN CRIME OU UN DROIT???